AF310044

LETTRES & RÉPONSES

AU Dr BOURNEVILLE [1]. — Prix, 50 c.

NOUVELLE DOCTRINE DES MALADIES VÉNÉRIENNES

Proscrivant les INJECTIONS et le MERCURE

PAR LE DOCTEUR

CH. G. SAINT-MARTIN DE LAPLAGNE

SUIVIE

DE 50 APHORISMES,
D'UNE HISTOIRE NATURELLE DE LA BLENNORRHAGIE,
DE LA MANIÈRE DE SE TRAITER SOI-MÊME,
DE L'EXAMEN DES FRAUDES ET DÉLITS
DANS LES RELATIONS SEXUELLES.

DÉCOUVERTE DES PRINCIPES GÉNÉRAUX

Du PARASITISME des *affections contagieuses locales*
et de la VIRULENCE de celles qui sont
infectieuses ou générales
PRÉSENTÉE A L'ACADÉMIE DE MÉDECINE
LE 28 NOVEMBRE 1876
PAR LE DOCTEUR CH. G. SAINT-MARTIN DE LAPLAGNE

---

(1) Dans une question de haute importance, jugée favorablement par deux grands maîtres (M. le Dr Bazin (de St-Louis) et M. le professeur Hardy), — après un loyal compte rendu de M. le Dr Hamon (de Fresnay) dans la *Revue de Thérapeutique*, — en présence du mutisme indifférent ou calculé de la presse médicale et des injures gratuites d'un triste personnage, — j'en appelle à tous les médecins qui ont ou sont désireux d'avoir sur la matière une opinion impartiale,

NOTA. — Les critiques et observations motivées devraient être adressées au Dr de Laplagne, 36, boulevard de Sébastopol.

TABLE DES MATIÈRES

RÉSUMÉ–SUPPLÉMENT DES MALADIES VÉNÉRIENNES
PAR LE DOCTEUR SAINT-MARTIN DE LAPLAGNE

Prix réduits chez l'auteur, et conférences gratuites
pour MM. les étudiants en médecine.

Le volume relié................................ 3 fr.
   —   broché.............................. 2
Le résumé-supplément........................ 1

TABLE DES MATIÈRES
DU *TRAITÉ DES MALADIES VÉNÉRIENNES*
PAR LE Dr St-MARTIN DE LAPLAGNE

---

(1) « Les maladies contagieuses sont-elles toutes parasitaires ?
« Cela est probable, surtout pour celles qui sont locales et non
« infectantes.

« L'ingénieuse hypothèse de M. le docteur Saint-Martin de
« Laplagne, — travailleur consciencieux, — sur le parasitisme
« des maladies vénériennes, est donc fort acceptable, d'autant
« plus qu'elle semble remplir une lacune importante et regret-
« table dans l'état actuel de la science à cet égard, et n'est
« contredite jusqu'à ce jour par aucune autre étiologie connue,

---

Le volume relié à l'anglaise, franco................. 5 fr.

   — broché,   d° .... 4 »

Le résumé, en 72 pages,   d° .... 1 »

« ni par les faits pathologiques, ni par aucune vérité scienti-
« fique déjà démontrée. (Dr E. Bazin).

« J'ai lu avec intérêt, me répondait M. Hardy, le 12 juin 1873,
« — l'exposé de vos opinions sur la nature de certains acci-
« dents vénériens ; il est probable que vous êtes dans le *vrai*,
« lorsque vous les rangez parmi les *maladies parasitaires* ; mais
« la confirmation scientifique manque encore à cette doctrine,
« et, pour qu'on puisse l'adopter, il faut qu'on découvre le
« parasite. »

Dr SAINT-MARTIN DE LAPLAGNE,

NOUVELLE DOCTRINE
DES MALADIES VÉNÉRIENNES

« Les maladies vénériennes sont faciles à gué-
« rir : l'ignorance de leurs causes et les traite-
« ments empiriques en font tous les dangers. »

A — Il n'y a point d'effets sans cause connue ou inconnue : c'est un axiome.

Toutes les affections contagieuses et locales sont parasitaires, comme toutes les maladies contagieuses infectantes ou générales sont virulentes (1).

Ce principe absolu, — démontré quant aux affections de la peau, — ne saurait davantage être contesté pour celles des muqueuses, où nulle autre cause n'est admise ni même supposée. (V. les notes.)

L'histoire naturelle, la pathologie, la thérapeutique (et, de plus, la physiologie, pour la syphilis) sont donc la confirmation manifeste de mes doctrines.

B — La *blennorrhagie* est évidemment due à des végétaux parasites, et ne persiste à l'état aigu que là

---

(1) Le principe général du parasitisme de toutes les affections contagieuses et purement locales, comme celui de la virulence de toutes les maladies infectantes et contagieuses m'appartient sans conteste, ainsi que la distinction des *virus* ou ferments *nerveux, sanguins et lymphatiquess*, sur lesquels j'ai publié une étude dans la *France médicale* des 9, 12 et 16 mars 1864.

Il en est de même de l'attribution à ces virus des formes fluidique, liquide ou miasmatique, dont ils peuvent être revêtus, sans aucun changement dans leur essence, ni même dans leur énergie, tant que leur action ne s'est pas exercée et n'a pu dès lors s'atténuer ou s'éteindre dans ses véhicules ou dans les milieux qu'il ont à parcourir.

Il y a, dans ces faits faciles à concevoir, les bases d'une vraie science, l'explication rationnelle de toutes les notions confuses qui se traduisent incessamment par des inconnues, *quid ignotum, quid divinum?* et la réforme de cet empirisme impuissant qui, faute de connaître la cause d'une maladie, s'adresse prématurément à des effets secondaires.

Ajoutez-y l'observation des moyens curatifs employés par la nature elle-même, et vous aurez, avec la parfaite connaissance des affections vénériennes, la clef de la plupart des maladies et de toute la thérapeutique à venir.

Notamment, quand on a trouvé les causes réelles des affections cutanées, parasitaires, — à mesure qu'on reconnaît la source analogue des maladies vénériennes, — comment persister dans des traitements basés sur une fausse étiologie.

où elle est entretenue par des liquides irritants, *urines*, *larmes* ; elle n'a de suites graves dans le canal de l'urètre qu'après l'usage des injections.

L'indication principale, dans les blennorrhagies, consiste donc à modifier l'état des urines et à favoriser l'expulsion des parasites qui a lieu par la suppuration, — mode généralement usité par la nature comme moyen éliminatoire.

Aucune raison plausible ne justifie l'emploi des injections ni comme astringent ni en qualité de caustique ; leur premier danger est de prolonger la maladie vers le fond du canal, la prostate et la vessie, en altérant la muqueuse urétrale et rendant les rechutes immanquables : aussi l'empirisme y a-t-il seul présidé jusqu'à ce jour.

A doses modérées, — sans détruire directement les germes *intrà*-muqueux, — le copahu pur, joint à la magnésie, remplit avec les alcalins (en faisant mousser l'urine et neutralisant son acidité) cette double indication de rendre les urines inoffensives et de favoriser l'expulsion des parasites.

C — Les chancres mous, locaux et contagieux sont dus, comme la gale, à des animalcules et compliqués par leur siége, leur thérapeutique et d'autres conditions individuelles. Leur prétendu virus est un mythe, attendu qu'il implique, avec sa localisation contradiction dans les termes.

Leur destruction d'emblée serait possible au début ; mais elle n'est ni facile ni nécessaire et entraîne plus d'inconvénients que d'avantages.

Les indications sont ici des plus simples ; elles consistent dans les pansements rationnels et méthodiques, usités dans toutes les plaies contenant un corps étranger et propres à en favoriser l'expulsion. Aucun chirurgien sérieux, connaissant le mal, n'éprouvera sous ce rapport le moindre embarras ; il saura bien éviter ou résoudre les complications, comme la gangrène ou le phagédénisme dus à la compression, à la constitution, à l'hydrargirisme, etc.

Provenant d'une cause analogue, le chancre parasitaire a, comme la blennorrhagie, besoin de suppurer et de se déterger avant de guérir.

D — La syphilis est due à un virus ou ferment,

— comme toutes les maladies générales et contagieuses, — comme la *rougeole*, la *scarlatine*, la *petite vérole*, — et doit, comme elles, suivre son évolution naturelle, indispensable à sa guérison, qui est plus lente, mais réelle et spontanée pour ainsi dire.

La raison de cette lenteur, de cette forme chronique, tient à la pénétration *médiate* du virus dans le sang, par les voies lymphatiques, avec les fluides du canal thoracique où cette fermentation se prolonge quoique diminuant de force.

Bien différente de la pénétration directe des miasmes virulents dans le sang par la respiration, — dont l'action se fait sentir dans un septenaire, — cette introduction médiate de la syphilis (que les plus simples notions d'anatomie et de physiologie font suivre aisément, à travers les ganglions et les vaisseaux lymphatiques, jusqu'à la veine sous-clavière gauche), ne produit son effet apparent que dans six ou sept septenaires, sur les points de l'économie le plus soumis aux excitations traumatiques, fonctionnelles, hygiéniques, etc.

Ces manifestations éliminatrices peuvent être atténuées, modifiées, dérivées au besoin, mais ne doivent jamais être empêchées dans la syphilis, pas plus que dans aucune autre affection virulente, sous peine d'en arrêter l'évolution et de compromettre pour longtemps la santé des malades : c'est ainsi seulement qu'on en fait une affection interminable. Or, tel est, notamment, le seul résultat possible du mercure, qui n'a aucune action sur les accidents ultérieurs, si ce n'est pour les aggraver considérablement *à titre palliatif*, anémiant, hyposthénique.

Au contraire, la méthode *curative* expectante, modératrice, mais expulsive et reconstituante de la nouvelle école, ne se prête à aucune complication organique, et prévient celles auxquelles certains sujets sont prédisposés par leur constitution individuelle, dont elle se préoccupe à bon droit, sans jamais confondre ces complications avec la syphilis elle-même.

E — Ainsi, ma doctrine, éminemment positive, des maladies vénériennes se base sur la réalité incontestable de leurs causes, sur leur nature, sur leur parasitisme, admis dans la science pour les virus ou ferments, et j'ai pour moi les plus grands maîtres (MM. le docteur Bazin et le professeur Hardy) dans l'analogie si bien motivée que j'établis, sous ce rapport, entre les affections vénériennes locales contagieuses et celles de la peau où le parasitisme n'est plus depuis longtemps une hypothèse, — en l'absence de toute autre cause admise ou supposée dans l'ancienne école, notamment dans celle du Midi.

Quant à mes principes d'évolution et d'éliminaetion morbides, démontrées par la contagion mêmde leurs produits, ils étaient d'avance consacrés par la pathologie générale et la thérapeutique de tous les temps, et la contre-épreuve en a été faite surabondamment par les méthodes contraires, surtout par l'emploi du mercure empêchant l'évolution curative naturelle de la syphilis et par les injections de toute sorte arrêtant l'élimination nécessaire des germes ou corps étrangers dans les plaies.

Toutes ces vérités, prouvées dans mon dernier ouvrage, sont indiscutables au point de vue scientifique et, dans leur impuissance, les derniers adeptes d'un empirisme aux abois ne peuvent que recourir à des hors-d'œuvre, à des prétextes de mauvais aloi ou à la force d'inertie, qui se nomme la conspiration du silence ; mais j'aurai finalement raison de ces trois espèces de manœuvre (1).   Dr DE LAPLAGNE.

---

(1) Tel est l'exposé de principes dont je réclame aujourd'hu l'insertion au Dr Bourneville, en réponse à ses critiques passionnées à la suite de discussions qu'on va lire. Ce pauvre confrère est sans doute bien embarrassé de se voir acculé de la sorte ; mais il le serait encore plus, s'il lui fallait s'expliquer en libre penseur, — dans son *éteignoir médical,* — sur des matières avec lesquelles il ne semble pas plus familier que le Dr Malherbe, son distingué collaborateur, le critique si superficiel du 1er *avril,* qui, en croyant m'attraper, n'a attrapé que ses lecteurs.

C'est pourquoi je me demande si je dois user de mon droit évident pour les contraindre à insérer une réponse, ou me contenter de celle que je leur fais ici, dont la publicité les confondra suffisamment et dont la discussion dans le soi-disant *Progrès médical* m'ouvrirait de nouveaux droits incontestables. Mais c'est en vain que je leur ouvre encore le champ de la discussion, ils n'auront garde de s'y aventurer *sérieusement!* Il est bien plus facile de plaisanter ou d'insulter les gens sans rime ni raison, et de se dérober ensuite *prudemment* à la responsabilité de ses actes.

NOTES ADDITIONNELLES.

Outre l'analogie complète des affections locales et contagieuses des muqueuses ou de la peau, — il y a la preuve *par l'absurde*, puisqu'on ne suppose et ne peut supposer aucune autre étiologie, — il y a l'*histoire naturelle* qui n'admet de propagation que parmi les espèces vivantes, — il y a la *pathologie* qui ne peut expliquer la contagion que par l'élimination des germes virulents ou parasitaires, — il y a toute la *thérapeutique* ancienne qui conduit aux résultats que l'on connaît trop et la mienne que je soumets à l'expérimentation de tous mes confrères, sans qu'ils aient à sacrifier aucune méthode éprouvée.

Or, si un germe quelconque est indispensable à la contagion, mes doctrines s'appliquent indifféremment à toute espèce de germe, et on ne peut les contester sans repousser en même temps la contagion elle-même avec laquelle elles s'identifient, — sans nier la nécessité de l'évolution des principes morbides en médecine et de l'élimination des corps étrangers en chirurgie.

Relativement à l'infection, elle commence avec l'absorption du virus, et se reconnaît dès l'induration et la pléiade ganglionnaire; mais il faut un certain temps pour que ce virus parvienne dans le sang et puisse avec lui constituer la diathèse dont les accidents secondaires ne sont que la première manifestation.

Au rebours des lois *sur le chancre* de l'honorable M. Ricord, et à la différence des chancres locaux ou parasitaires, — tandis que le chancre virulent n'est que la porte d'entrée de la syphilis et n'est guère contagieux qu'après sa transformation en plaque muqueuse *in situ*, — les accidents secondaires en sont les portes de sortie, obstruées ou trop négligées jusqu'à ce jour et, servant à l'élimination du virus sécrété, doivent être respectés, c'est-à-dire traités sans répercussion ni rétrocession, — Je dis virus *sécrété* parce que, étendu dans le sang, il ne rend pas ce dernier contagieux; M. Ricord disait le *chancre*, parce qu'il n'en connaissait ni les causes ni les espèces.

Aussi a-t-il proclamé que, *dans trente années*, il n'avait pu constater un seul cas de *guérison* constaté lui-même par l'absence d'immunité. Et cela, parce qu'il ne s'est rendu compte ni de la nature du mal, ni de l'immunité elle-même (épuisement des matières fermentescibles variables suivant les virus), ni enfin de sa compatibilité avec la guérison dont elle est le résultat, comme après l'évolution de la variole, également virulente, — avec cette différence que l'immunité s'affaiblit ou disparaît après celle qui a lieu dans le jeune âge, et est alors suivie de la reconstitution du sujet.

Paris, 15 avril 1876.

A M. le Dr Bourneville, etc.

MONSIEUR ET HONORÉ CONFRÈRE,

Des amis m'ont fait remarquer votre numéro du 1er avril, dans lequel M. le Dr A. Malherbe prétend analyser mon *Exposé théorique et pratique des maladies vénériennes.*

Je ne m'arrête point à cette manière peu courtoise de répondre à mes offres si polies de discussion scientifique, pas plus qu'à la jeunesse et au ton suffisant de mon honorable contradicteur. Je suis de ceux qui disent volontiers : *place aux jeunes dans l'arène,* sous la seule réserve qu'ils soient sérieux.

Ainsi, quoique j'eusse déjà vingt ans au moins de pratique médicale, lorsque mon jeune confrère a vu le jour pour la première fois, je l'admettrais volontiers comme contradicteur, en lui disant : *Macte animo, generose puer,* etc. ; je suis prêt à discuter avec lui, même avec le concours de mes adversaires, qui sont puissants et nombreux, puisqu'ils remplissent le camp de l'empirisme et de l'ancienne école.

Mais, de grâce, — pour sa considération, pour l'honneur de votre journal, — qu'il daigne exposer mes raisons, tant en faveur de ma doctrine que contre celle de mes adversaires et la sienne propre sans aucun doute, s'il juge, comme tant d'autres, *per verba magistri* ; — qu'il oppose la science positive actuelle à mon hypothèse, à mes chimères, — et qu'il s'en donne à cœur joie ; j'applaudirai d'abord, et je lui répondrai.

Vous jugerez probablement, Monsieur et honoré confrère, que cela en vaut la peine, puisque je vous accuse tous d'assister impassibles et de participer *inconsciemment* à l'intoxication systématique de toute une catégorie de malades. Or, MM. le professeur Hardy, le Dr Bazin (de l'hôpital Saint-Louis), le Dr Langlebert, éminent syphiliographe ; le savant Dr Hamon (de Fresnay), dans sa *Revue de thérapeutique* du 1er janvier ; le célèbre Dr Diday (de Lyon), qui proscrit aussi généralement le mercure, et s'est rallié à ma doctrine du parasitisme blennorrhagique, et *tutti quanti,* — dont les adhésions, plus ou moins complètes, ont droit au respect de tous les médecins instruits, — n'admettraient sans doute pas mon hypothèse sur la nature des maladies vénériennes, si quelqu'autre chose leur était démontré.

Ceci me rappelle d'ailleurs que, vers 1830, — au début de ma carrière médicale, — de plus savants que M. le Dr Malherbe (1) repoussaient, avec les même dédain que lui, le parasitisme de la gale et des teignes, — parasitisme incontestable aujourd'hui, dont je me suis inspiré pour attribuer le même caractère à toutes les maladies locales et contagieuses, sans être infectantes, par suite aux chancres simples et aux blennorrhagies.

Un pareil exemple, Monsieur et honoré confrère, joint aux autorités ci-dessus, ne saurait manquer de vous inspirer plus de réserve et de modestie qu'à votre léger collaborateur, et je doute fort que, dans cette occasion, son pluriel ait vraiment représenté, tant au fond que dans la forme, toute la rédaction du *Progrès médical*, feuille plus sérieuse habituellement.

Si je ne me trompe, ouvrez de nouveau la carrière à M. le Dr A. Malherbe, à tous ses émules et partisans, et que votre journal soit le champ clos où se videra ce différend si grave, si intéressant pour l'humanité, puisque, d'après M. le Dr Bazin, *mon hypo-thèse* « sur le parasitisme des maladies vénériennes « est d'autant plus acceptable qu'elle semble rem- « plir une lacune importante et très-regrettable dans « l'état de la science à cet égard, et n'est contredite « jusqu'à ce jour par aucune autre étiologie connue, « ni par les faits pathologiques, ni par aucune vérité « scientifique déjà démontrée (2).

Recevez, etc.   D^r DE LAPLAGNE.

C'est cette lettre, refusée comme une prétendue réclame, qui a été repoussée par M. Bourneville, et qui a nécessité la première sommation suivante.

---

(1) MM. Rayer, Bouillaud, le Bon Alibert *d'avant Renucci*.

(2) Si la science a besoin de l'observation, elle n'a pas moins besoin d'hypothèses, sans lesquelles les progrès seraient très-lents dans les sciences, etc. (Damiron, *Logique*.)

SOMMATION PAR HUISSIER DU 24 AVRIL 1876

Première réponse du D^r DE LAPLAGNE à l'analyse, par le Dr Malherbe, de son Exposé des maladies véné-riennes (numéro du 1er avril), au refus d'une réponse scientifique et plus détaillée.

« Les maladies contagieuses sont-elles toutes pa-
« rasitaires ? Cela est probable, surtout pour celles
« qui sont locales et non infectantes.
« L'ingénieuse hypothèse de M. le Dr Saint-
« Martin de Laplagne — travailleur consciencieux
« — sur le parasitisme des maladies vénériennes, est
« donc fort acceptable, d'autant plus qu'elle semble
« remplir une lacune importante et regrettable dans
« l'état actuel de la science à cet égard, et n'est con-
« tredite jusqu'à ce jour par aucune autre étiologie
« connue, ni par les faits pathologiques, ni par au-
« cune vérité scientifique déjà démontrée. »
(Paris, novembre, 1875, — Dr E. Bazin.)

« J'ai lu avec intérêt l'exposé de vos opinions sur
« la nature de certains accidents vénériens ; il est pro-
« bable que vous êtes dans le vrai lorsque vous les
« rangez *parmi les maladies parasitaires.* » (Dr Hardy.)

DEUXIÈME SOMMATION PAR HUISSIER

Paris, le 16 mai 1876.

M. le Dr Bourneville, gérant du Progrès médical et rédacteur de son article du 29 avril.

Je vous remercie de me fournir une nouvelle occa-sion de causer avec vos lecteurs par dessus votre tête, que vous baissez quand vous ne savez que répondre.

Mais, pour aller au but, je néglige la question de publicité médicale, que je discuterais avec vous très-volontiers, si vous me donniez une place à part dans votre journal, où vous excellez en ce genre, quand on vous paie, comme en témoignent toutes vos annonces industrielles ou commerciales : *vous parlez de corde dans la maison d'un pendu.*

Je vous réponds seulement aujourd'hui : *Tu te fâches, donc tu as tort, — frappe, mais écoute, —* et je vous ramène à la question en litige que je vous avais seulement offert de discuter sérieusement.

Je crois avoir assigné, le premier, des causes plausibles et des traitements rationnels aux blennorrhagies, aux chancres simples et à la syphilis, jusqu'à ce jour incompris ou confondus, et votre double opposition pèse bien peu auprès des adhésions de savants comme MM. Bazin et Hardy. Je puis cependant y ajouter celle de la *Revue de thérapeutique médicale et chirurgicale* et celle d'un éminent syphiliographe, le Dr Langlebert, dont je vous ai envoyé la lettre, en date du 15 janvier 1864, et qui vaut bien, je suppose, l'avis de votre *distingué* M. Malherbe.

Au reste, ce dernier connaît peut-être beaucoup d'autres choses; mais il cache ce qu'il sait, en fait de maladies vénériennes, avec une modestie qui serait vraiment exemplaire s'il n'y mêlait un peu de pédantisme. Et, à ce propos, dites-lui donc que je me contenterais, à votre égard, d'une hypothèse et d'une théorie quelconque autres que les miennes; mais n'allez pas encore rester *coi*.

Au fait, j'ai posé en axiôme que *les maladies contagieuses locales et non infectantes sont toutes parasitaires*, et nos premiers savants déclarent que *je suis probablement dans le vrai, — que mon hypothèse est acceptable, remplit une grande lacune dans la science, et n'est contredite par rien.*

Cela est clair comme la thérapeutique chirurgicale à l'égard des corps étrangers dans les plaies; mais, à vous deux, qui êtes *de vrais savants*, vous pouvez, réfutant tout cela, nous confondre, ainsi qu'un nommé *Damiron*, d'après lequel *les hypothèses sont nécessaires au progrès des sciences.* Allons, Messieurs, trouvez une petite maladie qui me démente; en avant quelques faits, une vérité contraire, une autre hypothèse, un rien; sinon, prenez garde, la galerie va se moquer de vous : la vague inflammation et les effets sans cause ne sont plus de mise.

Les médecins tiendraient enfin à connaître le mot de cette énigme, à savoir un peu ce qu'il en est, ce qu'ils font. Et puis, jugez donc, si les malades venaient à vous entendre, ils ne riraient eux, que du bout des lèvres; ils ne se contenteraient plus d'apprendre de vous qu'ils ont un chancre, un écoulement. Ils ne le savent que trop et s'inquiéteraient à bon droit d'entendre aussi qu'on les traite suivant la doctrine empirique : *Devine, si tu peux, et choisis, si tu l'oses.*

D'autre part, j'ai nommé la syphilis *une fermentation*, et suivi son virus ou ferment depuis le chancre dur et la pléiade ganglionnaire indolente jusqu'au canal thoracique et à la veine sous-clavière gauche. J'ai expliqué les altérations successives de la lymphe, du chyle et du sang, ainsi que l'appauvrissement organique et l'immunité qui en résultent. C'est si clair, ai-je ajouté, que chacun s'étonnera de ne pas l'avoir trouvé, — témoin M. Malherbe.

De plus, rapprochant les notions pathologiques acquises et les effets avérés du mercure, j'ai établi que ces derniers aggravent évidemment le mal en paralysant les efforts de la nature dans ses moyens curatifs, lesquels tendent également à l'élimination des virus ou de leurs produits dans toutes les maladies contagieuses *sans exception.*

Il faut donc encore détruire ces prétentions, basées sur l'anatomie et sur la physiologie, par quelque chose de sérieux et d'aussi plausible, ou reconnaître avec moi que vous assistez impassibles à l'intoxication inutile de toute une catégorie de malades.

Cela ne vaut-il point la peine d'un léger examen scientifique? Or, vous avez aussi entre les mains l'opinion de M. le professeur Depaul à l'Académie de médecine (séance du 10 décembre 1863) : « Après « avoir vécu sous l'empire de lois qu'on disait im- « muables, il a fallu enfin ouvrir les yeux et se « rendre à l'évidence de faits auxquels on n'avait plus « rien à objecter; l'édifice habilement bâti s'écrou- « lait de toutes parts, et l'on a *en vain* tenté d'en « sauver quelques débris en créant de toutes pièces « un second virus, dont la viabilité est plus que « douteuse. »

Allons, Messieurs du *Progrès médical*, déployez votre bannière, et prononcez-vous à votre aise; vous avez affaire à quarante-huit années de pratique, et je ne recule devant aucune discussion, à part les insultes et les gros mots, que je vous laisse pour compte et qui ne prouvent rien, si ce n'est contre l'éducation de ceux qui les emploient.

M. Ch. Robin (assez malin pour vous, je présume), a aussi parlé « de lésions qui, sans n'être visibles ni à « l'œil nu, ni au microscope, — pour n'être saisis-« sables qu'à l'aide de l'expérimentation sur les a ni-« maux qui en sont les réactifs, — n'en sont pas moins réelles. »

Eh bien! ai-je dit, le parasitisme a son réactif dans le corps humain et ses preuves dans l'individu qui le porte, dans sa propagation sur lui-même ou sur autrui, — dans l'infection générale et les altéra-tions qui la suivent, — dans l'action des parasiti-cides inexplicables autrement, puisqu'il faudrait in-venter des mythes qui ne disent rien à l'esprit, que désavoue le sens commun, et qui sont la risée des philosophes. (Lettre à M. Ch. Robin.)

Détruisez ce raisonnement, si vous le pouvez.

Quant à ma thérapeutique, je la résume dans l'élimination *rationnnelle* des corps étrangers et *na-turelle* des virus ou produits virulents d'après toute la médecine et le vieil adage : *tractandæ sunt variolæ tanquam si variola non adesset*, — et je vous défie, — *arcades ambo*, — de sortir autrement de l'empirisme, qui constitue peut-être encore le prestige de quel-ques médecins, mais fait, à notre époque, la honte de la médecine et la force de tout ce qu'on offre à sa place. — Voyons, de grâce, dites-en donc aussi votre petit mot, et nous entrerons dans les détails.

D^r DE LAPLAGNE.

A M. Bourneville,
pour ses lecteurs du Progrès médical.

Il y a, Messieurs, plusieurs manières de com-prendre et de pratiquer la médecine :

La première façon de la comprendre, celle qui a longtemps été regardée comme la meilleure, était celle d'Hippocrate, consistant à bien observer la na-ture dans les maladies et dans ses moyens de les guérir, pour respecter ses efforts salutaires, les imi-ter et y suppléer au cas de besoin, — le médecin se bornant alors à n'être que le ministre de la nature;

Le second système, venu, comme dit Molière,

quand on a placé le cœur à droite, semble avoir la prétention de faire des médecins les maîtres de la nature, avec le pouvoir de tout diriger à sa place et mieux qu'elle, au moyen d'un empirisme supérieur à tout raisonnement, appliquant à toute la thérapeutique l'ironique argumentation du Dr Purgon : *opium facit dormire quia est in eo virtus dormitiva*, traduit à chaque instant aujourd'hui en médecine par un *quid ignotum* ou *divinum*.

Ne pouvant ici m'étendre outre mesure, je me borne à dire que je tiens pour la méthode hippocratique et que j'ai contre moi tous ses adversaires, tous ceux qui ont préféré l'empirisme et se bornent à jurer par les paroles d'un grand maître en ce genre.

— Je passe à la pratique médicale qui se divise en médecine ordinaire, où l'homme de l'art se fait peu à peu une clientèle par ses amis, son zèle et ses succès, dans son voisinage, dans son quartier, dans les bureaux de bienfaisance, dans les places de faveur qu'on lui octroie, lorsqu'il ne lui est pas donné d'arriver par les concours, par les hôpitaux, par ses ouvrages;

Et en médecine spéciale, où la voie est bien plus difficile, parce qu'elle se restreint à certaines maladies, et nécessite un dispensaire particulier, pour s'y exercer soi-même et obtenir des cures plus ou moins réelles, dont le bruit se répand à coup sûr par la reconnaissance des personnes qui en ont profité.

Mais, pour les affections secrètes, rien de tout cela n'existe : le malade se cache des siens, de ses amis, de son propre médecin, et, pour chercher de l'assistance, il n'a recours qu'à la première pharmacie venue, au premier remède annoncé comme infaillible, si la notoriété publique ne lui indique pas un vrai spécialiste, joignant une sérieuse instruction à beaucoup d'expérience. — C'est ainsi que tout ce genre de spécialistes est, en quelque sorte, forcé de recourir à une publicité sans contrôle, et de la mettre à portée d'une clientèle simplement d'occasion, à la piste d'un médecin compétent; de là, des affiches à peu près partout.

—En ce qui me regarde, Messieurs, j'ai tâché d'é-

chapper à cette obligation, qui établit nécessairement une fâcheuse confusion entre le spécialiste
réellement capable, qui a fait ses preuves et conquis
tous ses grades, et ceux dont le seul mérite est de
faire une publicité aussi étendue que fallacieuse,
appuyée sur des mensonges frisant l'escroquerie,
—mensonges qui paraissent sur toutes les murailles,
duns tous les journaux possibles et dont on pour-
rait citer de nombreux exemples.

—Retenu, pendant trente-cinq années, en province,
pour amasser de quoi aborder la capitale, — j'ai
d'abord envoyé, de Toulouse, à l'Académie de médecine, ce que je considérais comme une découverte
aussi utile à l'humanité qu'à la science, et ces com-
munications figurent en tête de mon dernier ouvrage.

Arrivé enfin à Paris il y a treize ans, j'ai offert au
ministre de la guerre de restreindre les maladies secrètes dans l'armée, sous le contrôle de l'intendance,
avec le concours des médecins militaires; mais,
tandis que l'Académie ne discute pas les doctrines,
le ministre de la guerre, mieux disposé pour une
expérience inoffensive, s'est vu arrêté par le conseil
de santé supérieur des armées, trouvant que tout
était pour le mieux dans le meilleur des mondes.

Alors, j'ai voulu en appeler aux médecins en même
temps qu'aux malades, et j'ai publié, avec son auto-
risation verbale, mes *Lettres sur la syphilis* à un
éminent confrère qui, après m'avoir d'abord re-
mercié de cette dédicace, en recevant à l'Académie
mes deux premiers exemplaires, se montra bientôt
si peu satisfait du contenu de ces lettres qu'il m'as-
signa devant le tribunal civil de la Seine, s'opposant
du même coup au maintien du titre et à la publicité
de mon ouvrage.

Dégoûté par cet accueil inattendu, je quittai Paris
à deux reprises pour d'autres positions qui auraient
pu me suffire; mais j'y fus bientôt rappelé par le
désir de ma famille et la nécessité d'y continuer
l'éducation de mes fils; j'en avais deux jusqu'alors,
comme on le voit en tête de mon dernier ouvrage.
C'est en 1867 que je publiai ma Réfutation des doctrines de l'honorable M. Ricord, et que je dus me

résigner, pour annoncer cette brochure, à recourir de nouveau à son affichage.

A cette époque, Messieurs, les malades accueillaient, par frayeur du mercure et de ses résultats trop connus, tout ce qui se publiait sous diverses rubriques plus ou moins surannées, et il suffisait, pour obtenir la préférence, d'annoncer un traitement nouveau quelconque avec force réclames, promesses, assertions gratuites.

Il n'est donc pas surprenant que les malades éclairés, instruits par mille exemples funestes, aient bien reçu un langage scientifique et rationnel, s'adressant simplement au sens commun, s'attaquant sans hésitation au faux dieu du moment, et dévoilant, avec les causes réelles du mal, celles de sa gravité plus grande et des manifestes insuccès d'un empirisme en horreur parmi les malades.

Je devais à coup sûr triompher devant l'opinion publique et contre des maladies dont, sans aggraver leur principe, je guidais le traitement suivant les lois de la nature, au lieu de lui résister brutalement et d'amener ainsi, avec des échéances inévitables augmentées des intérêts de la dette, des rechutes incessantes et des accidents sans fin.

Mais, si de constants succès pouvaient satisfaire mon amonr-propre et mes intérêts légitimes, ma conscience m'ordonnait un plus grand effort qu'une maladie grave m'a forcé d'accomplir à la hâte, en publiant ma doctrine, appuyée sur la science et les aits connus, de manière à satisfaire aussi l'esprit médical, après lui avoir démontré le vide et la fausseté des prétendues lois qu'on lui avait imposées.

Eh bien ! après mes efforts et d'autres aussi méritoires, quoique moins complets, — aujourd'hui, les médecins sérieux, ceux qui pensent par eux-mêmes, employant le mercure beaucoup plus rarement et avec infiniment plus de réserve, s'en cachent plus que jamais, aux yeux du malade, avec le concours des pharmaciens qui tiennent eux-mêmes le contre-poison tout prêt et commencent à l'y joindre.

Et mon nouvel ouvrage, sans être démenti par aucun spécialiste, sans avoir trouvé dans la presse médicale aucune sérieuse contradiction, malgré mes appels réitérés et l'adhésion si loyale des plus grandes sommités de la science, n'y a rencontré qu'une seule plume autorisée pour en faire l'examen impartial en face de clameurs intéressées et pour rendre à mon école un hommage public, aussi courageux que significatif : c'est la *Revue de thérapeutique*, du Dr Hamon (de Fresnay.)

C'est, Mesieurs, dans ces conditions, qu'ont surgi M. le Dr A. Malherbes et son fidèle Achate, le Dr Bourneville, rédacteur-gérant du *Progrès Médical*, aujourd'hui conseiller municipal de Paris, qui, en m'attaquant ainsi, manquait davance à ses alliances les plus naturelles et aux principes libéraux, exagérés pour le moins, qui devaient lui ouvrir une carrière éclatante et bientôt lucrative, si tant est que nous devions tous payer ce que nous n'approuvons pas sans réserve.

Nous ne sommes point ici sur un terrain politique, et j'y entrerai d'autant moins que, il y a plus de trente ans, j'ai été pendant de longues années, un grand partisan des idées libérales, quoiqu'elles n'allassent point alors jusqu'à la République, et que j'ai payé de mon temps, de ma fortune et de ma personne, bien autrement que M. Bourneville, pour voir arriver de leurs caves sur la place publique, au jour de triomphe, des gens qui étaient aussi, depuis longtemps, à les entendre, des adversaires acharnés du pouvoir, mais n'avaient jamais risqué un centime ni un doigt pour le combattre.

Aujourd'hui, — sans opinions formalistes bien arrêtées moi-même, après tout ce que j'ai vu depuis lors, — je n'en reste pas moins libéral et tolérant, ne me plaignant que d'abus d'autorité dont certains journalistes ne sont pas plus exempts que le pouvoir et me contentant de leur reprocher un despotisme intolérant qui contraste singulièrement avec les principes absolus dont ils font un si grand étalage.

S'ils venaient à s'en plaindre, leur rappelant qu'ils ont déserté la science et changé le terrain de la discussion, — je leur répondrais que je m'en écarte beaucoup moins, en invoquant contre leur arbitraire les principes de liberté radicale qu'ils mettent en usage pour leur compte et dans leur propre intérêt, et je leur dirais : *patere legem quam tulisti*.

Et si, décidés à amnistier de grands coupables, ils témoignent envers moi seul d'une sévérité ridicule, à côté d'un laisser-aller général, j'ai lieu de m'en étonner et de leur en demander les motifs, comme j'ai le droit d'être surpris qu'ils viennent me reprocher des rapports chimériques avec des marchands de vins, citoyens après tout comme les autres habitants de Paris, quand, eux-mêmes triomphent avec une politique dont je n'ai pas à discuter ici les principes, mais qui trouvent ses appuis les plus nombreux parmi les électeurs qui, suivant leur droit incontestable, fréquentent généralement les cafés, les estaminets et les marchands de vins, tandis que, n'y mettant jamais les pieds, je me couche de bonne heure pour être de grand matin à l'étude.

C'est ainsi, Messieurs, que M. Bourneville, — et moins sans doute par lui-même ou ses collaborateurs que par certains amis politiques, — a pu remarquer seulement auprès des marchands de vin des affiches, placées en petit nombre, partout où l'on a trouvé des emplacements libres, et de préférence aux coins de rue généralement occupés par ces industriels.

Or, c'est pour se préoccuper exclusivement de la mienne, que le *Progrès Médical* a dû négliger la multitude d'autres affiches qui annoncent de *faux docteurs*, de *faux médecins de la Faculté*, de *fausses consultations gratuites*, de *fausses expériences comparatives*, de *faux payements après guérison*, de *fausses guérisons en trois jours des maladies les plus rebelles*, et s'acharner contre la publicité de choses vraies, utiles, qu'il lui a fallu torturer et dénaturer à plaisir.

C'est ainsi que M. Bourneville en est venu, — lui, homme d'étude et travailleur aussi, — à bafouer la science et un grand progrès, à les déclarer indignes de tout examen dans son journal, comme ses frères et amis proscrivaient naguère en son nom, toute espèce de religion, non-seulement des écoles municipales, mais encore de toute bienfaisance publique,

sans se demander si le gouvernement est, — dès à
présent, — en mesure de combler les vides immenses
qui se produiraient alors dans l'instruction générale
et dans le soulagement de tant de misères.

Et, de même que son journal s'est affublé du titre
de *Progrès*, cela s'intitule la libre pensée, comme si
toute liberté ne gagnait pas à toute instruction, à
toute expansion de l'esprit humain, à tout moyen de
distinguer en mûrissant la vérité du mensonge, —
comme si elle avait besoin d'étouffer la liberté chez
les autres ou d'empêcher quelqu'un de porter se-
cours à ses semblables, — violences heureusement
impossibles, parce que toute violence se retourne
contre elle-même et que ce ne sont pas seulement
les pensées *dites* démocratiques qui sont incompres-
sibles et s'échappent à travers les murs pour fécon-
der les améliorations de toute espèce.

Écartons donc toute cette fantasmagorie libérâtre
qui veut mesurer la science à ses caprices, à l'intérêt
de ses amis, et qui applaudit ou s'associe aux abus
les plus scandaleux, — qui trouve bon qu'on puisse
*nier l'âme, réfuter l'évangile, contester toutes les reli-
gions*, et ne veut pas souffrir que l'on discute des
doctrines surannées, des *écoles en ruines*, des *méthodes
incendiaires* déjà proscrites par le sentiment public ;
— qui s'attribue orgueilleusement le monopole de
toute vérité, de tout progrès, et prétend frapper de
mort morale quiconque touche à un seul cheveu du
plus petit de ses partisans...

Eh bien ! alors, que le *Progrès médical* ose enfin
s'expliquer, qu'après avoir fui la discussion scientifique et provoqué un débat personnel sans aucun
motif comme sans la moindre utilité, — il indique,
aux progrès dans l'étude des maladies vénériennes,
les moyens de se produire et de percer au milieu des
ténèbres que tout le journalisme médical adopte et
propage au profit de quelques-uns.

Qu'il indique aux spécialistes sérieux en ce genre
les moyens d'expérimenter leur méthode, de faire
contrôler scientifiquement leurs découvertes et de
se faire connaître eux-mêmes des malades qui se
cachent avec tant de soin, en face du mutisme systématique de l'Académie de médecine, de l'extrême

réserve de la presse médicale asservie aux notabilités réelles ou prétendues, et d'une publicité générale effrénée dans ses moyens comme dans son étendue, sans parler de celle que font eux-mêmes les journaux de médecine en faveur de toutes les spécialités qui les paient et déconsidérent la médecine en ruinant les pharmaciens.

M. Bourneville oserait-il affirmer qu'un médecin, arrivant à Paris, à cinquante-cinq ans, avec de la famille et quelques économies péniblement acquises, parce qu'il se sent en possession d'une grande découverte utile à la science et à l'humanité, soit tenu de s'enfermer secrètement, avec tout ce bagage, dans un coin ignoré où personne ne puisse deviner sa présence, afin de se sacrifier, lui, les siens et son savoir, à de sots préjugés, inventés et exploités par des faiseurs habiles, parvenus eux-mêmes on sait comment, et qui emploient tous les moyens de faire parler d'eux.

Et lui-même, s'est-il fait connaître, est-il devenu conseiller municipal, sans employer des moyens que je ne discute point, afin d'éviter le terrain personnel, mais qui ne sauraient avoir non plus l'approbation de tout le monde. En vulgarisant les idées d'un grand maître, n'en a-t-il pas fait rejaillir sur lui-même quelques parcelles, — de même que. par sa bruyante adoption de doctrines avancées, il a su prendre une place pour laquelle ses devanciers auraient eu plus de droits, plus de succès que lui, — s'ils avaient pu se produire, si même il ne s'était pas retiré devant eux, pour mieux préparer son avenir et satisfaire les caprices d'une population honnête, mais affolée de tout ce qui est excentrique.

Quoi qu'il en soit, j'aurais préféré me borner à un débat scientifique, s'il avait été compétent; mais je ne le crains pas davantage sur tout autre terrain, pourvu qu'il cesse enfin de battre en retraite, de s'échapper constamment par les tangentes et de vouloir parler tout seul dans son journal dont, grâce à de tels procédés, il fait simplement un *éteignoir*.

D^r DE LAPLAGNE.

Paris. — Imprimerie Moderne (Barthier, Dr), rue J. J. Rousseau, 64.

ÉTUDE SUR LES VIRUS

CONSIDÉRÉS COMME FERMENTS

> Les forces peuvent se modifier, se fortifier
> ou s'affaiblir entre elles ; mais il ne faut pas
> confondre ces forces, impersonnelles et paraissant
> jusqu'à ce jour immatérielles avec les corps ou
> les organes qu'elles occupent, ni avec les gaz,
> qui sont des corps expansibles et non réduits.

I. — Je considère les ferments, avec la science actuelle, comme une force produisant, dans les fluides organiques, — et, par suite, dans les organes des corps vivants en général et du corps humain en particulier, — des changements d'état moléculaire (sans modifications chimiques), auxquels M. Ch. Robin a donné le nom de *catalyse isomérique*.

Or, les virus m'ont semblé avoir, avec les ferments, une analogie complète d'action et d'effets, consistant à produire aussi des changements moléculaires, sans aucun changement dans l'état chimique dont tous les éléments se retrouvent par l'analyse, ce qui constitue l'isomérisme.

Mais il n'en résulte pas moins, — lorsque les fluides nerveux, sanguin ou lymphatique, ont subi cette altération physique, subordonnée généralement à celle du premier de ces fluides, qui est le fluide vital par excellence, — il n'en résulte pas moins une modification corrélative des organes, une affection plus ou moins généralisée, qui prend le nom de diathèse, surtout lorsqu'elle s'allie à d'autres altérations constitutionnelles.

D'ailleurs, en thèse générale, les ferments eux-mêmes n'agissent que sur des corps ou fluides organiques, dans lesquels leur force se mêle à celle qui déjà les anime, pour y déterminer le changement moléculaire, après lequel les ferments sont eux-mêmes frappés d'impuissance.

Ainsi, par exemple, du lait, mis en contact avec un ferment, subit une transformation moléculaire, une *catalyse isomérique*, après laquelle il devient insensible à la même action, de même que s'il a fermenté naturellement et perdu la force qui le maintenait dans son état normal. Il en est encore ainsi

de la viande, des légumes, des fruits, qui se main-
tiennent plus ou moins longtemps en bon état de
conservation, et se gâtent lorsqu'ils ont fini de perdre
à force ou le principe dont ils étaient animés (1).

II. — Dans l'état de la science, il est difficile de
qualifier l'essence des ferments ou virus; on ne
peut que les rapprocher du principe nerveux, dont
ils semblent partager la nature, en y voyant une
force analogue, invisible,—intangible, impondérable,
— qui se traduit seulement par ses effets et dout les
fluides organiques sont les réactifs, qu'ils soient libres ou renfermés dans le corps humain.

Quoi qu'il en soit, c'est l'absence ou l'épuisement
des éléments fermentescibles qui constituent l'immunité des liquides organiques à l'égard des ferments, du même ferment au moins, et il n'en est
pas autrement des virus qui restent aussi sans
action, une fois leur force épuisée sur les fluides
et les organes, ainsi qu'on l'observe dans toutes
les maladies virulentes; c'est là un fait constant,
si ce n'est dans le jeune âge, où la reconstitution
est encore possible, notamment après la *vaccination*, la *variole*, la *rougeole*, la *scarlatine*, — surtout dans les deux premières.

De là est venue l'opinion, générale aujourd'hui,
que les revaccinations sont nécessaires après chaque
période de croissance et de développement, jusqu'à
ce que l'une et l'autre, ayant établi la constitution du
sujet, l'aient mis à l'abri d'une reconstitution qui
puisse annuler les bénéfices et détruire l'immunité
de la vaccine.

En effet, les virus vaccin et même variolique n'a-
gissent pas autrement quand ils pénètrent par l'inoculation, d'une façon médiate, dans la circulation
sanguine, en suivant toujours les voies lymphatiques
jusqu'à la veine sous-clavière gauche; ils n'exercent
leur action qu'en produisant un effet analogue, et

---

(1) Ce n'est pas seulement le règne animal qui produit des
ferments ou virus. Chacun sait que les végétaux produisent aussi
des ferments, par lesquels ils agissent sur le corps humain.

même identique, à la force près, à celui de la variole elle-même, absorbée directement par l'hématose. Sa plus grande lenteur n'est due qu'à la voie suivie, comme son caractère plus benin à la source du virus, et tous deux sont compensés par la prolongation de cet effet dans le canal thoracique, — prolongation que nous y retrouverons encore dans la syphilis, mais beaucoup plus funeste, sur le chyle et la lymphe dont ce canal est le réservoir en même temps que le conduit principal.

III. — Pour n'être sensible ni à la vue, ni au contact, ni à la balance, les virus n'en ont pas moins une existence rendue évidente par leur action sur les corps, notamment sur le corps humain, qui en est aussi le réactif, suivant une autre expression de M. Ch. Robin, et qui ne permet pas aux plus incrédules de nier leur existence.

Comme je l'ai déjà dit, l'action des virus est variable suivant leur nature, leur origine et leur source. Leur nature est toujours fluidique, quelles que soient leurs formes apparentes, les liquides auxquels ils sont mêlés n'en étant que les véhicules, et leur action sur le fluide sanguin ne s'exerce aussi que médiatement par l'élément nerveux, qui en régit et maintient l'état moléculaire, — d'où résulte nécessairement une altération de sa vitalité, comme dans plusieurs autres maladies.

L'origine d'un virus n'est pas non plus sans influence sur sa nature, laquelle se modifie suivant le sujet qui en est porteur et peut lui imprimer un certain caractère, — selon qu'il provient du fluide nerveux, comme dans la rage communiquée par le chien — du fluide sanguin, comme dans la variole, émanée du cheval ou de la vache, — comme dans la syphilis, provenant aussi du sang humain où l'ont portée l'absorption et la circulation lymphatiques.

Et leur dernière source n'est pas non plus sans influer sur le virus, moins suivant la constitution du sujet, qui ne saurait y ajouter ses propres principes, s'ils ne sont pas contagieux, que par l'âge de la maladie, par les phases qu'elle subit et les traitements qui ont pu lui être opposés, ainsi que M. Diday (de Lyon) a su le démontrer.

Mais le mode d'action des virus est toujours celui des ferments ou d'un corps étranger venant se mêler à des fluides préexistants et modifiant le principe qui les anime ou préside à leur état normal, de manière à transformer cet état moléculaire sans rien changer à leurs éléments chimiques. C'est donc là une espèce de parasitisme intime, qui se prolonge tant qu'il rencontre des éléments de transformation, de cette *catalyse isomérique*, laquelle ne s'arrête que faute de nouveaux éléments fermentescibles (1).

IV. — Une fois cette fermentation achevée, le liquide fermenté resterait stationnaire, si aucune autre action du dehors ou du dedans ne venait y produire des modifications nouvelles. Dans les liquides à l'état libre, ce sont les gaz atmosphériques qui viennent à leur tour exercer leur action bien connue; dans les corps vivants, notamment chez l'homme, se présentent aussi les mêmes gaz qui exercent à coup sûr leur action générale, mais sont néanmoins subordonnés aux forces de la vie.

Ce sont donc surtout ces dernières qui prédominent et ne tardent pas à réagir contre tout ce qui vient troubler, matériellement ou dynamiquement, l'état normal et régulier de l'économie. Cette réaction est plus ou moins prompte, plus ou moins forte, plus ou moins efficace, suivant les conditions dans lesquelles elle s'exerce, ainsi que nous allons bientôt le constater; mais elle provient toujours d'une altération de leur état normal, subie par les fluides de l'économie où s'est passé ce phénomène, et cette altération produit tantôt une surexcitation

---

(1) Les sécrétions morbides peuvent aussi fermenter à l'air libre, pur ou corrompu, et, par la résorption, devenir viruentés à l'égard du sujet même dont elles sont émanées.

Enfin, les maladies virulentes sont contagieuses par des effluves miasmatiques, provenant de l'hématose, comme les fièvres éruptives ou malignes, — par les muqueuses ou la peau, comme la variole et la syphilis, — par les déjections, comme les typhus et le choléra, qui sont aussi contagieuses, par la respiration.

nerveuse, comme dans la rage, tantôt une vive réaction sanguine, par exemple dans les fièvres contagieuses éruptives, tantôt enfin un abaissement profond de vitalité, une anémie prolongée, comme dans la syphilis héréditaire ou constitutionnelle.

Mais, en tout état de choses, il ne faut jamais confondre les effets accidentels, dus généralement à une action extérieure anormale, avec les altérations plus ou moins prononcées dues à une constitution héréditaire qui, provenant de la prédominance d'un des principaux fluides organiques, se manifeste aussi de la surface au centre, et finit par se généraliser, en s'étendant aux organes les plus importants de la vie. Seulement, ces dernières affections peuvent être modifiées superficiellement comme les syphilides, ou aggravées organiquement, par la syphilis, dans ses accidents tertiaires, lorsque surtout ils s'allient à un état cancéreux constitutionnel.

V. — Un des points importants dans l'action des virus est leur mode de pénétration dans l'économie. Il est de toute évidence qu'un virus ne peut avoir la même action s'il pénètre directement dans les fluides nerveux et sanguin, ou s'il n'atteint celui-ci que médiatement par les voies lymphatiques. Dans ce dernier cas, cette action s'exerce d'abord et, par là même, s'épuise sur la lymphe avec laquelle il circule, et plus encore, dans le canal thoracique, sur la lymphe et le chyle réunis où elle se perpétue.

Or, — tandis que, dans les fièvres contagieuses éruptives, les miasmes virulents pénètrent directement dans le sang par l'hématose, sans atteindre ni la circulation lymphatique, ni les produits de la digestion, — non-seulement le virus syphilitique s'atténue considérablement, par ce parcours et dans ce mélange, avant de pénétrer dans le système sanguin par la veine sous-clavière gauche, mais encore l'action de ce virus se prolonge indéfiniment, dans le canal thoracique, sur le chyle et sur la lymphe, qui y affluent sans cesse pour alimenter le sang et réparer ses pertes.

Ainsi s'expliquent facilement l'aggravation de la

syphilis chez un sujet scrofuleux où la lymphe est déjà constitutionnellement altérée, et la perpétuation d'un état de choses que rien ne peut combattre directement, sans atteindre, en même temps que le virus, les forces mêmes de la vie sanguine, sans paralyser jusqu'au travail sécrétoire et d'élimination par lequel la nature a coutume de se débarrasser des éléments hétérogènes qui contrarient ses évolutions curatives. C'est en ce sens qu'il faut entendre l'aphorisme hyppocratique : *Tractandæ sunt variolæ, tanquam si variola non adesset*, aphorisme confirmé outre-mesure-par les vains efforts des mercurialistes qui n'ont jamais guéri personne et ne savent même point en quoi la guérison consiste, puisqu'ils en voient la négation dans l'immunité qui la consacre, ainsi qu'on le voit dans la *vaccine*, la *variole*, etc. (1).

VI. — Aux modes de pénétration se rattachent nécessairement les voies de circulation qu'un virus doit suivre pour arriver au sang, — à moins qu'il n'en soit autrement pour la *rage*, qui semble une maladie purement nerveuse, et dont le virus peut apporter aussi le même fluide directement chez les sujets qui en sont atteints.

Il est, d'ailleurs, fort admissible que l'action d'un virus ne doit point s'exercer de la même façon sur des fluides aussi différents que les fluides nerveux, sanguin et lymphatique ; mais il se conçoit très-bien de même que plusieurs actions successives de ce genre ne peuvent avoir lieu sans que le virus s'affaiblisse ou se modifie. Ainsi, quoique le principe semble le même, la différence est grande entre la vaccination et la variole, ou même entre celle-ci

---

(1) Bien des maladies, dit Polli, ont pour cause une fermentatation des principes du sang, tantôt déterminée par l'action de matières putrescibles ou des ferments introduits de l'extérieur, tantôt par l'altération des matériaux du sang lui-même.

Les moyens qui 'empêchent les fermentations organiques, ou qui-neutralisent l'action des ferments, n'ont jamais pu être employés avec succès en médecine, parce que *pour cela il faudrait changer les proprités du sang à tel point, que la vie ne serait plus possible* (Bernard).

inoculée ou bien absorbée par l'hématose : la preuve en est qu'on pratiquait l'inoculation de la variole avant la découverte de la vaccine.

La bénignité de la vaccine tient sans doute à l'organisation et à l'alimentation des animaux, qui nous la communiquent, et il est bien probable qu'elle aurait de tout autres caractères, si nous l'empruntions à des animaux féroces ou seulement carnivores, dans le cas où, contre mon sentiment, ils seraient susceptibles d'une affection semblable. Mais j'ai dit ailleurs que la variole me paraissait due à la nourriture avariée des principaux herbivores, aux foins ou blés fermentés dont ils se nourrissent.

Le vaccin n'est autre que la variole de la vache, et les *eaux aux jambes* du cheval, comme la *clavelée* du mouton, ne doivent pas être d'une autre nature, d'autant qu'on a plusieurs fois senti sur leur peau des boutons varioleux dissimulés par ses poils et son épaisseur, — et ce n'est point par le contact, mais par la respiration, que ceux qui les soignent en ont généralement éprouvé l'influence.

VII. — L'action des divers virus, variable suivant leur nature et leur force, est aussi plus ou moins prompte, suivant les fluides sur lesquels il s'exerce et leur manière de s'y introduire.

C'est à ce point de vue que je les ai divisés en *nerveux, sanguin* et *lymphatique*, comme provenant des fluides de mêmes noms ou s'y propageant d'une façon plus ou moins directe, et j'ai dû moins insister sur les effets nerveux, difficiles à saisir comme leur principe même, que sur les effets matériels sanguins ou lymphatiques, plus faciles à comprendre, accessibles à l'œil, au tact, et tellement réguliers qu'on peut en prévoir d'avance les phases et même les époques approximatives.

Ainsi de la *rougeole*, de la *scarlatine*, de la *variole* par absorption pulmonaire (qui ne doit pas être confondue avec son inoculation), assez connues, assez bien comprises pour qu'il n'y ait pas lieu d'insister sur leurs causes, sur leurs symptômes, sur leur évolution naturelle, et dont les deux premières n'offrent généralement point une gravité suffisante pour qu'on se soit beaucoup préoccupé de leur origine.

Il en est autrement de la variole ou petite vérole, dont le nom seul indique sa parenté virulente avec la syphilis, et aurait dû faire étendre entre elles les analogies d'origine et d'évolution, en tenant compte des plus simples notions d'anatomie, de physiologie pathologique et de thérapeutique rationnelle.

Pour cela, il eût suffi de se rappeler que le corps humain n'est pas un tout homogène, mais un composé de fluides et vaisseaux différents, — de bien observer la marche des symptômes syphilitiques, primitifs et secondaires, — de comprendre que l'on ne pouvait rien gagner à en interrompre le cours empiriquement, à tout hasard, au lieu de le régulariser et de le tempérer au besoin.

Dès lors, il eût été impossible de méconnaître l'influence inévitable de l'absorption lymphatique, marquée à son début par l'induration et par la pléiade ganglionnaire indolente; et l'on aurait conçu pourquoi la marche de la syphilis en devenait plus lente, plus opiniâtre et plus prolongée, mais sans cesser d'être évolutive, éliminatoire, par là même que ces vrais symptômes étaient contagieux, en contradiction manifeste avec les premières opinions de l'honorable M. Ricord et de toute son école.

VIII. — Dans ces conditions, il coule de source que les influences constitutionnelles doivent se faire sentir prématurément à l'organisme affaibli par un sang altéré, et que les symptômes morbides en revêtent un caractère particulier, depuis la couleur cuivrée (que la syphilis imprime aux manifestations dartreuses et qui les a fait désigner sous le nom trop restreint de *syphilides*) jusqu'aux produits nommés par M. Ricord *scrofulates de vérole*, et aux cancers syphilitiques par lesquels se traduit également leur double origine.

Il faut souvent y ajouter un traumatisme dû aux fonctions de l'organisme ou aux habitudes hygiéniques, tels que la déglutition, etc., les frottements, l'usage du tabac, l'âcreté des aliments et la *gomme* comme affection propre à la syphilis.

Quant aux moyens de guérison, ils consistent surtout dans l'évolution naturelle des affections virulentes, dans le développement régulier, modéré au besoin de leurs symptômes contagieux et curatifs par là même, puisqu'ils démontrent *ipso facto* l'élimination du virus et constituent dès lors des espèces de *noli me tangere*. C'est en ce sens qu'il faut interpréter l'aphorisme : *Tractandæ sunt variolæ, tanquam si variola non adesset*, et nul n'a songé jusqu'à ce jour à s'en affranchir dans aucune autre affection ou fièvre éruptive.

Eh bien ! l'absence de fièvre à l'état chronique ne doit faire oublier ni la nature, ni l'origine de la syphilis, et rien n'a jamais pu y motiver une autre conduite, si ce n'est l'ignorance de sa cause, de son mode d'invasion, de son évolution spontanée et de la nécessité d'éliminations tout aussi nécessaires, quoique forcément plus lentes, dans toutes les affections où le lymphatisme se joint à la chronicité (1).

C'est là ce qui justifie, d'une manière absolue, l'expectation attentive et l'hygiène, la thérapeutique, commandées par les symptômes, et c'est surtout l'usage interne des préparations mercurielles qui rend la guérison difficile, pour ne pas dire impossible (1).

IX. — En effet, étant donnée la présence, dans le virus syphilitique, du sang, avec altération de ce li-

---

(1) C'est dans ces conditions réelles, dans l'observation des phénomènes pathologiques et des moyens curatifs de la nature, — que la thérapeutique puisera ses éléments les plus efficaces; mais elle devra toujours tenir compte du précepte hippocratique consacré par l'expérience : *tractande sunt variolæ, tanquàm si variola non adesset*, ce qui revient à la médecine des symptômes. Ce rôle est un peu restreint pour les médecins qui ont la prétention de régenter la nature et de lui commander en maîtres absolus ; malheureusement, elle est conforme à la réalité des choses comme à l'intérêt des malades, et l'on peut dire une fois de plus : *L'empirisme s'agite, mais la nature le mène*, et les maladies n'en suivent pas moins le cours et les lois de la nature.

quide, peut-on admettre ni même supposer aucun autre mode de guérison que l'élimination du virus et des éléments sanguins hétérogènes par les sécrétions morbides, en même temps que l'action virulente s'éteint aussi peu à peu, dans le canal thoracique, sur la lymphe et le chyle, — extinction sans laquelle il n'y a point de reconstitution possible.

Or, le mercure n'a aucun autre effet que celui de suspendre ou retarder les prétendus accidents secondaires, en paralysant, dans le sang même, les réactions vitales qui peuvent seules déterminer les sécrétions nécessaires pour cette double élimination, comme en exerçant, sur tout l'organisme, son action anémiante incontestable; et cela est tellement vrai, que ses adeptes eux-mêmes, qui n'osent plus avouer l'emploi du mercure à leurs malades, ne lui reconnaissent que des vertus palliatives et recommandent bientôt son antidote, s'ils ne l'ont pas employé simultanément, tandis que les pharmaciens, eux, sont obligés d'appuyer ce mensonge effronté dans un intérêt mercantile inexcusable.

La physiologie, la pathologie, la thérapeutique s'élèvent ensemble contre cet empirisme, condamné d'avance par la pratique médicale de tous les temps et de tous les pays, à l'égard de toutes les affections contagieuses et virulentes; il n'y en a point une seule dont on ait essayé de contrarier la marche ou d'empêcher l'évolution naturelle par une intoxication semblable.

Pour agir autrement, pour croire qu'on peut enrayer ainsi la syphilis et surtout la guérir, pour admettre que l'immunité syphilitique en est la continuation, il faut n'en connaître ni la cause, ni la marche pathologique, encore moins l'évolution curative; il faut ignorer ce qu'est un ferment, ce qu'est un virus, comment agit la nature, et vouloir imprudemment se substituer à elle, malgré tant d'échecs de toute sorte qui ont frappé les malades à défaut des médecins, — lesquels ont continué les yeux fermés, les oreilles closes, à jurer inconsciemment *per verba magistri.*

Dr DE LAPLAGNE.

DÉCOUVERTE **des principes généraux** du *parasitisme* de toutes les affections locales et contagieuses, et de la *virulence* de toutes les maladies contagieuses générales.

A MM. les Membres de l'Académie de Médecine.

Monsieur le Président,

J'ai l'honneur d'exposer ce qui suit à l'Académie nationale de Médecine.

Conduit par mes études, l'observation et l'expérience, à assimiler, au point de vue parasitaire, les affections vénériennes contagieuses non infectantes aux affections également contagieuses et non diathésiques de la peau, j'ai eu la bonne fortune de voir cette doctrine approuvée par M. le docteur Bazin (de l'hopital St-Louis) et par M. le professeur Hardy, votre honorable collègue, en des termes que je soumets à votre haute appréciation. (*Voir à la table des matières.*)

J'ai étendu, depuis lors, le principe du parasitisme cutané aux autres affections muqueuses, contagieuses et locales, telles que la *grippe*, l'*ophthalmie belge* ou d'*Afrique*, etc., et j'en ai fait, de la sorte, un principe général applicable à toutes les affections locales et contagieuses, muqueuses ou cutanées.

En dehors de ce principe, qui, suivant l'expression de M. Bazin, — *remplit une lacune importante et regrettable dans l'état de la science à cet égard,* — il n'existe aucune autre explication plausible de ces affections. Elles sont, alors, tellement obscures qu'on leur applique un traitement général, tout au moins inutile, comme naguère à la *gale* et aux *teignes*, et, plus récemment, aux chancres non infectants pour lesquels on s'est cru obligé d'inventer un second virus dont le nom seul jure avec toute affection purement locale. Aussi M. Depaul, votre honorable collègue, lui prédisait-il avec raison de courtes destinées, dans votre séance du 10 décembre 1863 (1).

— Parallèlement, j'attribuais la qualité de ferment au virus syphilitique, et je le rapprochais de celui de la *rage*, — de la *variole* et autres *fièvres éruptives*, — malgré leur diversité d'origine, de pénétration et de circulation, qui ont fait méconnaître la syphilis et la traiter empiriquement à tous hasards, au lieu de servir à en faire comprendre les différences et les analogies, ainsi que l'évolution nécessaire à la guérison suivie d'immunité, après l'épuisement des éléments fermentescibles organiques.

J'ai, de même, étendu ce principe de la virulence à toutes les maladies contagieuses infectantes, telles que le *choléra*, le *typhus*, les *fièvres typhoïdes*, etc., dont la contagion est le seul signe caractéristique, quel qu'en soit le mode de propagation, à la différence des diathèses, héréditaires ou constitutionnelles, qui ne sont jamais contagieuses, par exemple : l'*herpétisme*, l'*arthritisme*, la *scrofule*, etc, et ne peuvent que se confondre ou former une affection mixte *à posteriori* avec les maladies virulentes (2).

---

(1) Si on voulait s'appuyer sur ce qui a été fait depuis quelques années en matière de syphilis, je répondrais que l'exemple est bien mal choisi ; car, sous ce rapport, il nous a été donné d'assister à un bien singulier spectacle.

Après avoir vécu pendant quelques années sous l'empire de lois qu'on disait immuables, il a fallu enfin ouvrir les yeux et se rendre à l'évidence de faits auxquels on n'avait plus rien à objecter. L'édifice, habilement bâti, s'écroulait de toutes parts, et l'on a cru pouvoir en sauver quelques débris en créant de toutes pièces un second virus syphilitique. Vains efforts ! A mon sens, ce virus est une pure création de l'esprit, et sa viabilité est plus que douteuse. (Professeur DEPAUL, 10 *décembre* 1863.)

(2) Certains virus eux-mêmes peuvent ne point exister *à priori* dans une affection, — ne s'y développer que secondairement, — s'y maintenir à l'état latent, faute de sécrétions morbides

Ce principe de pathologie interne n'est pas moins important que le précédent pour la pathologie externe : il a même plus de portée, en ce qu'il s'agit d'affections plus graves également méconnues. Autrement, en effet, peut-on comprendre les maladies infectieuses et leur assigner un traitement rationnel, au lieu de combattre prématurément des accidents secondaires dont plusieurs doivent même être respectés : l'hygiène publique et privée ne sont pas moins intéressées à ce qu'une vraie science succède dans l'espèce à l'empirisme.

Là ne doit point se borner l'étude de ces virus; j'ai également observé leur origine, leurs formes apparentes, leurs moyens de pénétration, leurs voies de circulation, leurs siéges de développement, leur influence sur les constitutions, leurs localisations dans l'organisme, et leurs moyens de guérison par la nature ou par la thérapeutique; comme j'ai dû tenir compte de leurs formes fluidique, liquide ou miasmatique, et ne pas en confondre les produits avec ceux des affections constitutionnelles

— Tout en me proposant de continuer ces recherches et mes observations à cet égard, — je me borne aujourd'hui à prendre date, devant l'Académie, des principes généraux du *Parasitisme* et de la *Virulence* et à appeler l'attention de mes confrères sur ces questions trop négligées jusqu'à ce jour.

Recevez, etc.,   D^r DE LAPLAGNE.

Paris, 28 *novembre* 1876.

---

ou d'absorption par un tiers, — et ne produire aucun effet de contagion, — de sorte que la réciprocité n'est point indispensable, en ce sens que toute affection virulente n'est pas nécessairement contagieuse. — Suivant l'axiome philosophique, *ab actu ad posse valet consecutio, sed à posse non valet ad actum :* de la seule contagion, l'on peut conclure à la virulence.

P.-S. — Je dois borner ici ma communication à l'Académie ; mais je crois néanmoins pouvoir y ajouter un simple exposé de mes idées sur la nature des virus ou ferments susceptibles de se communiquer à l'espèce humaine, qu'ils naissent dans son organisme (*rougeole, scarlatine, typhus, septicémie*) ou lui viennent du dehors, comme la *rage* du chien, la *variole* du cheval ou de la vache, dont il faut rapprocher les inoculations virulentes.

Les formes des virus ne sont qu'apparentes ; celles de liquide ou de miasme ne constituent pas, mais renferment seulement le *virus*, effet et cause en même temps de la catalyse isomérique, dont les éléments ont seulement changé d'état, comme dans les autres fermentations sans nouvel élément chimique.

Quels qu'en soient la forme et le siége, tous ces virus sont de nature fluidique sous leur enveloppe séreuse, purulente ou miasmatique, et leur principal caractère est toujours d'être contagieux, en produisant sur l'organisme un effet général qui les distingue des venins ou des parasites dont l'action n'est que locale, tandis que tout virus ou ferment, va se confondre intimement avec les principes du même ordre qui animent l'organisme, en les modifiant selon sa propre origine.

La science, jusqu'à ce jour, a été muette sur les genres de l'absorption virulente que j'ai surtout expliquée dans la syphilis, où elle est médiate comme toujours à la peau, tandis que par l'hématon le virus arrive pur et directement dans la circulation. La même obscurité règne eucore sur les sécrétions virulentes muqueuses ou cutanées, qui sont complexes et plus tardives dans les affections lymphatiques.

Au contraire, les fièvres éruptives, où la réaction est vive et prompte, donnent au sang une chaleur et une animation produisant des exhalations virulentes qui se mêlent aux gaz expirés et se répandent avec eux dans l'atmosphère, sans préjudice des poussées actives et promptes qui portent à la peau ou sur les muqueuses la surcharge du virus accumulée dans le sang.

Cette action est surtout remarquable pour les virus hétérogènes qui déterminent, dans l'économie, des phénomènes propres aux animaux qui les ont élaborés, comme si leur action avait pour effet, en quelque sorte, de nous en faire partager la nature.

Quoi qu'il en soit, tout virus ou ferment est évidemment un fluide sous l'influence duquel se modifie la vitalité des éléments organiques et leurs combinaisons, sans changements dans la composition chimique de la masse, — ce qui lui a fait donner par M. Ch. Robin, le nom de *catalyse isomérique*, mais n'emporte pas moins de profondes modifications dans la nutrition ou les propriétés des tissus et des organes : c'est ce qui donne naissance aux accidents secondaires, tertiaires, etc.

D^r DE L.

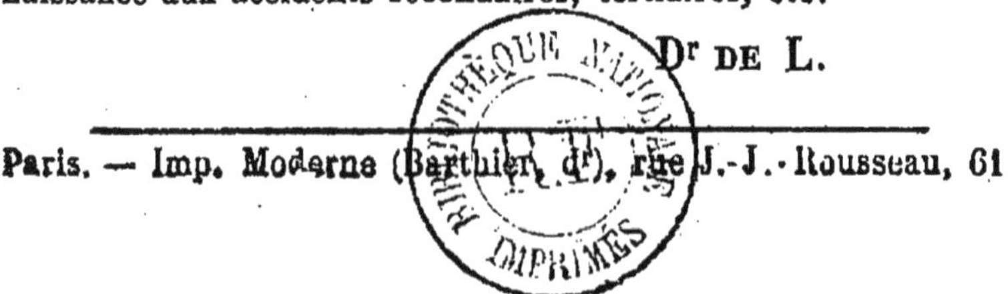

Paris. — Imp. Moderne (Barthier, d^r), rue J.-J.-Rousseau, 61

9 782019 628994